Introduzione

- **Presentazione del manuale**: Obiettivi e destinatari.
- **Vantaggi della dieta vegana per il dimagrimento**.
- **Come utilizzare questo manuale**: Linee guida generali e consigli.

Capitolo 1: Le Basi della Dieta Vegana

- **Definizione di dieta vegana**: Cosa significa essere vegani.
- **Alimenti consentiti e non consentiti**.
- **Principi fondamentali di una dieta bilanciata**.

Capitolo 2: Benefici della Dieta Vegana per la Perdita di Peso

- **Perché la dieta vegana aiuta a dimagrire**.
- **Effetti positivi su metabolismo e salute generale**.
- **Studi e ricerche a supporto**.

Capitolo 3: Macros e Nutrienti Essenziali

- **Proteine vegetali**: Fonti e come includerle nella dieta.
- **Carboidrati e grassi**: Quali scegliere e quali evitare.
- **Micronutrienti importanti**: Vitamine e minerali da non trascurare.

Capitolo 4: Pianificazione dei Pasti

- **Come creare un piano alimentare settimanale**.
- **Porzioni e calorie**: Come calcolare le giuste quantità.
- **Esempi di menu giornalieri**.

Capitolo 5: Ricette e Idee per i Pasti

- **Colazione**: Ricette sane e nutrienti.
- **Pranzo e cena**: Opzioni veloci e facili da preparare.
- **Snack e spuntini**: Idee light e saziante.

Capitolo 6: Come Evitare le Carenze Nutrizionali

- **Integratori vegani**: Quali considerare e quando.
- **Segnali di carenze**: Come riconoscerli e cosa fare.

- Consigli per mantenere l'equilibrio nutrizionale.

Capitolo 7: Strategia per Superare le Tentazioni e i Momenti di Crisi

- Gestione delle voglie e dei cibi non vegani.
- Come mantenere la motivazione nel tempo.
- **Supporto e comunità:** Come trovare aiuto e ispirazione.

Capitolo 8: L'importanza dell'Attività Fisica

- Esercizi consigliati per chi segue una dieta vegana.
- Come combinare dieta e allenamento per risultati ottimali.
- Piani di allenamento personalizzati.

Capitolo 9: Monitorare i Progressi e Adattare la Dieta

- Come tracciare il peso e le misure.
- Quando e come fare aggiustamenti alla dieta.
- Gestire gli stalli nella perdita di peso.

Capitolo 10: Mantenere i Risultati a Lungo Termine

- Trasformare la dieta vegana in uno stile di vita.
- Consigli per prevenire il recupero del peso.
- Come evolvere il proprio piano alimentare nel tempo.

Conclusione

- Riflessioni finali.
- Risorse aggiuntive e letture consigliate.
- Domande frequenti.

Introduzione

Presentazione del Manuale: Obiettivi e Destinatari

Benvenuti nel manuale "Dieta Vegana per Dimagrire". Questo libro è stato creato per tutti coloro che desiderano intraprendere un percorso di dimagrimento attraverso un approccio naturale, sostenibile ed etico. Il nostro obiettivo principale è guidarti nel raggiungimento dei tuoi obiettivi di perdita di peso, offrendoti le conoscenze necessarie per adottare una dieta vegana bilanciata e salutare.

Questo manuale è pensato per chi:

- **Desidera perdere peso** in modo sicuro e sostenibile.
- **Vuole esplorare il mondo della dieta vegana,** anche se non ha mai provato prima questo stile alimentare.
- **È già vegano,** ma cerca consigli specifici per ottimizzare la propria dieta per la perdita di peso.
- **Cerca di migliorare la propria salute generale,** riducendo il rischio di malattie croniche grazie a un'alimentazione più sana.

Indipendentemente dal tuo punto di partenza, questo manuale ti fornirà informazioni pratiche e scientificamente fondate per ottenere risultati duraturi.

Vantaggi della Dieta Vegana per il Dimagrimento

La dieta vegana offre numerosi benefici quando si tratta di perdere peso. Ecco alcuni dei principali vantaggi:

- **Riduzione delle Calorie:** Gli alimenti vegetali tendono ad essere meno calorici rispetto ai prodotti di origine animale, pur offrendo un'ampia gamma di nutrienti essenziali. Questo ti permette di mangiare porzioni abbondanti senza eccedere nelle calorie.
- **Maggiore Apporto di Fibre:** Le fibre sono fondamentali per la perdita di peso poiché aiutano a mantenere un senso di sazietà più a lungo, riducendo così la tentazione di spuntini eccessivi. Inoltre, le fibre migliorano la digestione e regolano il livello di zuccheri nel sangue.
- **Riduzione del Grasso Saturato:** Una dieta vegana, se ben pianificata, è naturalmente povera di grassi saturi, che sono

spesso associati all'aumento di peso e a problemi di salute come le malattie cardiache.

- **Aumento del Consumo di Alimenti Ricchi di Nutrienti**: Frutta, verdura, legumi e cereali integrali sono ricchi di vitamine, minerali e antiossidanti. Questi alimenti non solo supportano il dimagrimento ma migliorano anche la salute generale.
- **Effetti Positivi sul Metabolismo**: Alcuni studi suggeriscono che una dieta vegana possa accelerare il metabolismo, rendendo più facile bruciare calorie e grassi.
- **Impatto Psicologico Positivo**: Sapere di seguire una dieta che non solo è buona per te, ma anche per gli animali e l'ambiente, può aumentare la motivazione e il benessere generale, facilitando il mantenimento del programma di dimagrimento.

Come Utilizzare Questo Manuale: Linee Guida Generali e Consigli

Questo manuale è strutturato per essere il tuo compagno di viaggio nel percorso di dimagrimento vegano. Ecco come puoi trarre il massimo da ogni capitolo:

1. **Leggi e Assimila i Concetti di Base**: Inizia dai capitoli iniziali per comprendere le basi della dieta vegana e perché è efficace per la perdita di peso. Questo ti darà una solida base per affrontare i capitoli successivi.
2. **Applica Gradualmente i Consigli**: Ogni capitolo contiene suggerimenti pratici e ricette. Non cercare di fare tutto subito. Inizia con piccoli cambiamenti e integra gradualmente i nuovi comportamenti nella tua routine quotidiana.
3. **Sfrutta gli Strumenti Offerti**: Troverai piani alimentari, liste della spesa e tabelle nutrizionali che ti aiuteranno a organizzarti meglio. Usali per pianificare i tuoi pasti e tracciare i tuoi progressi.
4. **Personalizza il Tuo Percorso**: Ogni individuo è diverso. Adatta i consigli alle tue esigenze personali, tenendo conto del tuo stile di vita, delle tue preferenze alimentari e dei tuoi obiettivi specifici.
5. **Monitora i Tuoi Progressi**: Prendi nota dei cambiamenti nel tuo peso, nelle tue misure e nel tuo stato di salute generale. Usa questi dati per apportare eventuali aggiustamenti alla tua dieta e al tuo piano di allenamento.
6. **Resta Motivato e Chiedi Supporto**: Dimagrire può essere una sfida, ma è importante rimanere motivati. Cerca il supporto di amici, familiari o gruppi online di persone che condividono i tuoi stessi obiettivi.

Seguendo queste linee guida, sarai in grado di trarre il massimo da questo manuale e di raggiungere i tuoi obiettivi di perdita di peso in modo sano e duraturo.

Capitolo 1: Scoprire la Dieta Vegana

Che cos'è la dieta vegana?

Essere vegani significa fare una scelta consapevole: escludere completamente dalla propria alimentazione tutti i prodotti di origine animale. Diciamo addio a carne, pesce, latte, uova, miele e ogni alimento che derivi da un animale. Ma la dieta vegana è molto più di una semplice scelta alimentare: è uno stile di vita che si estende anche all'abbigliamento (evitando pelle, lana e seta) e ai cosmetici (preferendo prodotti cruelty-free e vegani).

Perché diventare vegani?

Le motivazioni per abbracciare la dieta vegana sono tante e personali:

- **Amore per gli animali**: Ridurre la sofferenza degli animali allevati è una scelta etica per molti vegani.
- **Salute**: Un'alimentazione a base vegetale è ricca di fibre, vitamine e minerali, favorendo il benessere e prevenendo molte malattie.
- **Ambiente**: L'allevamento intensivo ha un impatto devastante sul pianeta. Scegliendo una dieta vegana, contribuisci a ridurre le emissioni di gas serra e la deforestazione.

Cosa si può mangiare da vegani?

Il mondo vegano è ricco di sapori e varietà! Ecco alcuni alimenti che non possono mancare nella tua dieta:

- **Frutta e verdura**: mele, banane, spinaci, carote... un arcobaleno di colori e nutrienti.
- **Legumi**: lenticchie, ceci, fagioli... fonti proteiche e di fibre preziose.
- **Cereali**: riso, quinoa, avena... perfetti per iniziare la giornata con energia.

- **Semi e noci**: chia, lino, mandorle, noci... ricchi di grassi buoni e vitamine.
- **Tofu, tempeh e altri derivati della soia**: ottime alternative alla carne e ai latticini.

I primi passi verso una dieta vegana

Decidere di diventare vegani è un passo importante. Ecco alcuni consigli per iniziare al meglio questo percorso:

- **Informati**: Approfondisci i benefici della dieta vegana e le possibili carenze nutrizionali.
- **Sperimenta**: Non aver paura di provare nuove ricette e ingredienti.
- **Organizza la spesa**: Pianifica i tuoi pasti e fai la spesa in modo consapevole, scegliendo prodotti freschi e di stagione.
- **Trova l'ispirazione**: Ci sono tantissimi libri di cucina, blog e gruppi online dedicati alla cucina vegana. Lasciati ispirare!
- **Sostituisci gli ingredienti**: Scopri come sostituire gli ingredienti di origine animale nelle tue ricette preferite. Ad esempio, il latte vaccino può essere sostituito con latte di soia, avena o mandorle.
- **Crea una rete**: Condividi la tua esperienza con amici e familiari, o unisciti a gruppi vegani per trovare supporto e consigli.

Domande frequenti

- **Come posso assicurarmi di assumere tutti i nutrienti necessari?** Consulta un nutrizionista per creare un piano alimentare personalizzato.
- **Dove posso trovare ricette vegane?** Ci sono tantissimi libri di cucina, blog e app dedicati alla cucina vegana.
- **Cosa posso mangiare fuori casa?** Molti ristoranti offrono opzioni vegane. Informati prima di uscire e non aver paura di chiedere.

Ricorda: passare a una dieta vegana è un viaggio, non una destinazione. Non preoccuparti se all'inizio commetti qualche errore. L'importante è essere costanti e divertirsi a scoprire nuovi sapori e modi di cucinare.

Vuoi approfondire un argomento in particolare?

Eccoti delle ricette!

Struttura della Sezione

Potresti suddividere le ricette in base a:

- **Occasione:**
  - **Tutti i giorni:** Colazioni veloci, pranzi leggeri, cene nutrienti.
  - **Occasioni speciali:** Feste di compleanno, cene romantiche, buffet.
  - **Stagionalità:** Ricette estive fresche, piatti invernali confortanti.
- **Tipo di piatto:**
  - **Antipasti:** Bruschette, hummus, involtini.
  - **Primi:** Pasta, risotti, zuppe.
  - **Secondi:** Tofu, seitan, legumi.
  - **Contorni:** Verdure al forno, insalate.
  - **Dolci:** Torte, biscotti, gelati.
- **Cucina etnica:**
  - **Mediterranea:** Pasta con pesto, melanzane alla parmigiana.
  - **Asiatica:** Curry, pad thai.
  - **Messicana:** Burrito, tacos.
  - **Indiana:** Dahl, samosa.

Consigli per la Presentazione delle Ricette

- **Foto accattivanti:** Un'immagine ben fatta invoglia a preparare il piatto.
- **Ingredienti semplici e facilmente reperibili:** Evita ingredienti troppo esotici o difficili da trovare.
- **Istruzioni chiare e concise:** Step-by-step dettagliati per ogni ricetta.
- **Varietà di sapori:** Offri un ventaglio di gusti per accontentare tutti i palati.
- **Informazioni nutrizionali (opzionale):** Calorie, proteine, carboidrati, grassi.

Esempi di Ricette

Colazione:

- Smoothie bowl con frutta fresca e semi

* Porridge all'avena con frutta secca e sciroppo d'acero
* Toast con avocado e pomodoro

Pranzo:

* Insalata di quinoa con verdure grigliate
* Zuppa di lenticchie
* Pasta con pesto di basilico e pomodorini

Cena:

* Tofu marinato alla griglia con patate dolci
* Curry di lenticchie coralline
* Lasagne di verdure

Dolci:

* Torta di carote vegana
* Brownie al cioccolato
* Mousse al cioccolato con avocado

Ricette per intolleranze:

* **Senza glutine e senza soia:** Risotto alla zucca con latte di mandorle e parmigiano vegano. La zucca, ricca di beta-carotene, dona un colore vivace e un sapore dolce, mentre il parmigiano vegano aggiunge una nota sapida.
* **Senza soia e senza frutta a guscio:** Polpette di lenticchie rosse con salsa allo yogurt di cocco. Le lenticchie rosse sono una fonte di proteine vegetali e ferro, mentre lo yogurt di cocco dona cremosità alla salsa.

Ricette per bambini:

* **Pasta colorata con verdure:** Cuoci la pasta in acqua di cottura con spinaci, barbabietole o curcuma per ottenere colori vivaci e naturali. Condiscila con un sugo di pomodoro fresco e forma dei simpatici animaletti con le verdure.
* **Frullato arcobaleno:** Frulla insieme frutta di diversi colori (fragole, banane, mango, mirtilli) per creare un drink sano e divertente.

Ricette per occasioni speciali:

- **Natale**: Lasagne di lenticchie con besciamella vegana e ragù di seitan. Un piatto ricco e sostanzioso, perfetto per le festività.
- **Pasqua**: Torta di carote vegana con frosting al cocco. Un classico rivisitato in chiave vegana, ideale per la colazione di Pasqua.
- **Compleanno**: Cupcakes alla vaniglia con frosting al cioccolato e decorazioni colorate. Un dolce goloso e personalizzabile per festeggiare qualsiasi età.

Ricette veloci e facili:

- **Zuppa di ceci e spinaci**: Un piatto unico e nutriente, pronto in pochi minuti. Basta soffriggere una cipolla, aggiungere i ceci in scatola, gli spinaci freschi e coprire con brodo vegetale.
- **Insalata di quinoa e avocado**: Un'insalata fresca e leggera, perfetta per un pranzo veloce. Cuoci la quinoa, taglia l'avocado a cubetti e condisci con limone, olio e un pizzico di sale.

Ricette di stagione:

- **Estate**: Gazpacho andaluso con pomodori freschi, cetrioli e peperoni. Una zuppa fredda e rinfrescante, ideale per le giornate calde.
- **Inverno**: Zuppa di zucca e patate dolci con zenzero. Un piatto caldo e confortante, perfetto per le fredde serate invernali.
- **Primavera**: Frittata di asparagi e erbe aromatiche. Un piatto leggero e saporito, perfetto per celebrare l'arrivo della primavera.
- **Autunno**: Risotto ai funghi porcini. Un classico della cucina italiana, rivisitato in versione vegana.

Consigli aggiuntivi:

- **Utilizzare spezie ed erbe aromatiche**: Per dare un tocco di sapore in più ai tuoi piatti.
- **Sperimentare con diverse consistenze**: Cremoso, croccante, morbido... ci sono infinite possibilità!
- **Presentare i piatti in modo accattivante**: Anche l'occhio vuole la sua parte!
- **Coinvolgere i bambini in cucina**: Lasciali scegliere gli ingredienti e aiutarli a preparare i piatti.

Ricette per intolleranze:

- **Risotto alla zucca con latte di mandorle e parmigiano vegano:**
  - **Ingredienti:**
    - 320g riso carnaroli
    - 1 kg zucca
    - 1 litro latte di mandorle
    - 1 cipolla
    - Brodo vegetale
    - Parmigiano vegano grattugiato
    - Olio extravergine d'oliva
    - Sale e pepe
    - Salvia
  - **Preparazione:**
    - Tosta il riso in una casseruola con l'olio.
    - Aggiungi la cipolla tritata e falla appassire.
    - Versa il brodo vegetale caldo poco alla volta, mescolando continuamente.
    - A metà cottura aggiungi la zucca tagliata a cubetti.
    - Quando il riso sarà cotto, manteca con il latte di mandorle e il parmigiano vegano.
    - Servi caldo, decorando con qualche fogliolina di salvia.
- **Polpette di lenticchie rosse con salsa allo yogurt di cocco:**
  - **Ingredienti:**
    - 250g lenticchie rosse
    - 1 cipolla
    - 1 carota
    - 1 costa di sedano
    - Pangrattato senza glutine
    - Prezzemolo tritato
    - Olio extravergine d'oliva
    - Sale e pepe
    - Per la salsa: yogurt di cocco, succo di lime, zenzero grattugiato
  - **Preparazione:**
    - Cuoci le lenticchie.
    - In una padella soffriggi la cipolla, la carota e il sedano tritati.
    - Unisci le lenticchie cotte e frullale fino ad ottenere un composto omogeneo.
    - Forma delle polpette, passale nel pangrattato e friggile o cuocile in forno.

- Prepara la salsa mescolando lo yogurt di cocco, il succo di lime e lo zenzero.
- Servi le polpette calde con la salsa.

Ricette per bambini:

- **Pasta colorata con verdure:**
  - **Ingredienti:**
    - Pasta corta (penne, farfalle)
    - Spinaci, barbabietole o curcuma (a seconda del colore desiderato)
    - Sugo di pomodoro fresco
    - Formaggio vegano grattugiato
  - **Preparazione:**
    - Cuoci la pasta in abbondante acqua salata con l'aggiunta di spinaci, barbabietole o curcuma.
    - Scola la pasta e condiscila con il sugo di pomodoro e il formaggio vegano.
    - Utilizza stampini per creare forme divertenti.
- **Frullato arcobaleno:**
  - **Ingredienti:**
    - Fragole
    - Banane
    - Mango
    - Mirtilli
    - Latte vegetale (mandorle, riso, cocco)
    - Ghiaccio
  - **Preparazione:**
    - Frulla tutti gli ingredienti fino ad ottenere un composto omogeneo e cremoso

Principi Fondamentali di una Dieta Bilanciata

Una dieta vegana ben bilanciata è essenziale per garantire che il corpo riceva tutti i nutrienti necessari per mantenere la salute e favorire la perdita di peso. Ecco i principi fondamentali da seguire:

1. **Varietà degli Alimenti:** È importante includere una vasta gamma di alimenti vegetali per assicurarsi di ottenere una dieta nutrizionalmente completa. Diversificare la frutta, la verdura, i legumi, i cereali e i semi aiuta a fornire tutti gli aminoacidi essenziali, vitamine, minerali e altri nutrienti fondamentali.

2. **Adeguato Apporto di Proteine:** Le proteine sono essenziali per la costruzione e il mantenimento dei muscoli, oltre che per numerose funzioni corporee. Le fonti proteiche vegane includono legumi, tofu, tempeh, seitan, noci e semi. Combinare cereali e legumi può aiutare a garantire l'apporto di tutti gli aminoacidi essenziali.

3. **Grassi Sani:** I grassi sono importanti per l'assorbimento delle vitamine liposolubili (A, D, E, K) e per la salute generale. Gli acidi grassi omega-3, presenti nei semi di lino, semi di chia e noci, sono particolarmente importanti. È bene limitare i grassi saturi e prediligere fonti di grassi insaturi, come l'olio d'oliva e l'avocado.

4. **Carboidrati Complessi:** I carboidrati complessi, come quelli presenti nei cereali integrali, nella verdura e nei legumi, forniscono energia duratura e aiutano a mantenere la sazietà. Evitare i carboidrati raffinati e gli zuccheri aggiunti è importante per controllare il peso.

5. **Micronutrienti Essenziali:**
   - **Vitamina B12:** Essenziale per la funzione nervosa e la produzione di globuli rossi, la B12 non si trova naturalmente negli alimenti vegetali, quindi è importante consumare cibi fortificati o assumere un integratore.
   - **Ferro:** Il ferro vegetale (non-eme) è meno facilmente assorbito rispetto a quello animale, ma il consumo di cibi ricchi di vitamina C insieme a fonti di ferro vegetale (come legumi e verdure a foglia verde) può migliorare l'assorbimento.
   - **Calcio:** Le fonti di calcio includono verdure a foglia verde, tofu fortificato e bevande vegetali arricchite.
   - **Vitamina D:** Essenziale per la salute delle ossa, può essere ottenuta tramite l'esposizione solare e da alimenti fortificati o integratori.
   - **Omega-3:** Gli acidi grassi essenziali omega-3, importanti per la salute del cuore e del cervello, possono essere integrati attraverso semi di lino, chia e alghe.

6. **Idratazione:** Bere acqua a sufficienza è fondamentale in qualsiasi dieta, ma ancora di più in una dieta ricca di fibre come quella vegana. Una buona idratazione aiuta la digestione e l'assorbimento dei nutrienti.

7. **Monitoraggio e Adattamento:** Ogni persona è diversa, quindi è importante monitorare la propria salute e i progressi nel dimagrimento. Se necessario, apportare modifiche alla dieta, integrando quando necessario per soddisfare le proprie esigenze nutrizionali.

Seguendo questi principi, la dieta vegana non solo supporta il dimagrimento, ma favorisce anche una salute ottimale, fornendo tutti i nutrienti di cui il corpo ha bisogno per funzionare al meglio.

Capitolo 3: Macros e Nutrienti Essenziali

Proteine Vegetali: Fonti e Come Includerle nella Dieta

Le proteine sono macronutrienti essenziali per la crescita, la riparazione dei tessuti e il funzionamento del sistema immunitario. Sebbene le proteine siano spesso associate ai prodotti di origine animale, esistono numerose fonti proteiche vegetali che possono soddisfare pienamente le esigenze di un adulto.

Fonti di Proteine Vegetali

1. **Legumi:** Fagioli, lenticchie, ceci, piselli e soia sono tra le migliori fonti proteiche vegetali. Questi alimenti non solo forniscono proteine di alta qualità, ma sono anche ricchi di fibre, ferro e altri nutrienti essenziali.
   - **Esempio di consumo:** Aggiungi una porzione di lenticchie a una zuppa, oppure prepara un hummus di ceci come snack.
2. **Tofu e Tempeh:** Prodotti a base di soia, il tofu e il tempeh sono altamente versatili e possono essere utilizzati in una varietà di piatti. Mentre il tofu ha un sapore neutro e assorbe bene i condimenti, il tempeh ha un gusto più pronunciato e una consistenza più soda.
   - **Esempio di consumo:** Salta il tofu con verdure e salsa di soia per un piatto asiatico, o griglia il tempeh per un sandwich proteico.
3. **Seitan:** Conosciuto anche come "carne di grano", il seitan è fatto di glutine di grano e ha un contenuto proteico molto elevato. È particolarmente utile per sostituire la carne in molte ricette.
   - **Esempio di consumo:** Usalo come base per spezzatini o kebab vegani.
4. **Quinoa:** Sebbene sia un cereale, la quinoa è considerata una proteina completa poiché contiene tutti e nove gli aminoacidi essenziali. È anche una buona fonte di fibre e ferro.
   - **Esempio di consumo:** Usa la quinoa come base per insalate o contorni.
5. **Noci e Semi:** Mandorle, noci, semi di chia, semi di lino e semi di zucca sono fonti eccellenti di proteine, oltre che di grassi

sani. Questi alimenti possono essere utilizzati come spuntini o aggiunti a piatti principali e insalate.

- o **Esempio di consumo**: Aggiungi semi di chia a uno yogurt vegetale, o usa burro di mandorle su una fetta di pane integrale.

Come Includerle nella Dieta

- **Combinazione di Proteine**: Anche se molte proteine vegetali non contengono tutti gli aminoacidi essenziali (tranne la quinoa e la soia), è possibile ottenere tutti gli aminoacidi necessari combinando diverse fonti proteiche nel corso della giornata, come cereali e legumi (ad esempio riso e fagioli).
- **Pianificazione dei Pasti**: Assicurati di includere una fonte di proteine in ogni pasto principale. Questo può essere sotto forma di legumi, tofu, tempeh, seitan, o un mix di noci e semi.
- **Spuntini Ricchi di Proteine**: Mantieni sempre a portata di mano spuntini proteici come hummus con verdure, noci, o barrette proteiche a base di ingredienti naturali.

Carboidrati e Grassi: Quali Scegliere e Quali Evitare

I carboidrati e i grassi sono altre due categorie di macronutrienti essenziali che giocano un ruolo cruciale in una dieta vegana bilanciata, soprattutto per chi cerca di dimagrire.

Carboidrati: Quali Scegliere

1. **Cereali Integrali**: Riso integrale, quinoa, farro, orzo, avena e grano saraceno sono ottimi esempi di carboidrati complessi. Questi alimenti rilasciano energia lentamente, aiutando a mantenere la sazietà e a stabilizzare i livelli di zucchero nel sangue.
   - o **Esempio di consumo**: Inizia la giornata con una colazione a base di avena, o usa la quinoa come base per un'insalata ricca di nutrienti.
2. **Verdure a Radice**: Patate dolci, carote, barbabietole e zucca sono ricche di carboidrati e offrono anche un elevato contenuto di vitamine e minerali.
   - o **Esempio di consumo**: Cuoci al forno patate dolci con un filo d'olio d'oliva come contorno salutare.
3. **Frutta Fresca**: La frutta è una fonte naturale di zuccheri semplici, ma fornisce anche fibre, vitamine e antiossidanti. È preferibile consumare frutta intera piuttosto che succhi, che mancano delle fibre.

- **Esempio di consumo**: Aggiungi frutta fresca a insalate o consumala come spuntino pomeridiano.

Carboidrati da Evitare

1. **Carboidrati Raffinati**: Pane bianco, pasta raffinata, dolci e prodotti da forno realizzati con farina bianca. Questi alimenti sono privi di fibre e possono causare picchi di zucchero nel sangue, contribuendo all'aumento di peso.
   - **Alternativa**: Scegli versioni integrali o alimenti a base di farina di mandorle o cocco.
2. **Zuccheri Aggiunti**: Bibite zuccherate, dolci, snack confezionati e molti alimenti trasformati contengono zuccheri aggiunti che possono interferire con il dimagrimento e la salute generale.
   - **Alternativa**: Opta per dolcificanti naturali come lo sciroppo d'acero o i datteri, ma usali con moderazione.

Grassi: Quali Scegliere

1. **Grassi Insaturi**: L'olio d'oliva, l'olio di avocado, le noci, i semi di lino e i semi di chia sono ricchi di grassi insaturi, che sono benefici per il cuore e aiutano a mantenere i livelli di colesterolo sotto controllo.
   - **Esempio di consumo**: Usa olio d'oliva per condire insalate o aggiungi avocado a toast integrali per un pasto ricco di nutrienti.
2. **Acidi Grassi Omega-3**: Semi di lino, semi di chia e noci sono ottime fonti di acidi grassi omega-3, essenziali per la salute del cuore e del cervello.
   - **Esempio di consumo**: Aggiungi semi di chia a frullati o cospargi semi di lino macinati su cereali.

Grassi da Evitare

1. **Grassi Saturi**: Anche se meno presenti nella dieta vegana, alcuni oli tropicali come l'olio di cocco e prodotti vegani altamente trasformati possono essere ricchi di grassi saturi.
   - **Alternativa**: Limita l'uso di questi prodotti, preferendo fonti di grassi insaturi.
2. **Grassi Trans**: Questi sono presenti in margarine e molti prodotti trasformati, e sono associati a un aumento del rischio di malattie cardiovascolari.
   - **Alternativa**: Opta per grassi naturali e non processati, come quelli presenti in avocado e noci.

Micronutrienti Importanti: Vitamine e Minerali da Non Trascurare

I micronutrienti, come vitamine e minerali, svolgono un ruolo fondamentale nel mantenimento della salute generale e nel supportare la perdita di peso. Ecco i più importanti da monitorare in una dieta vegana.

Vitamina B12

- **Importanza:** Essenziale per la formazione dei globuli rossi, il metabolismo delle cellule e la funzione nervosa. La vitamina B12 non è naturalmente presente nei cibi vegetali.
- **Fonti:** Alimenti fortificati come latte vegetale, cereali per la colazione, e lievito alimentare. È spesso necessario un integratore di vitamina B12 per garantire un apporto adeguato.
- **Suggerimento:** Controlla regolarmente i livelli di B12 con esami del sangue e considera l'integrazione.

Ferro

- **Importanza:** Necessario per la produzione di emoglobina, che trasporta ossigeno nel sangue. Il ferro presente negli alimenti vegetali è meno facilmente assorbito rispetto a quello di origine animale.
- **Fonti:** Legumi, tofu, spinaci, quinoa, semi di zucca e cereali fortificati.
- **Suggerimento:** Consuma cibi ricchi di ferro insieme a fonti di vitamina C (come agrumi o peperoni) per migliorare l'assorbimento.

Calcio

- **Importanza:** Fondamentale per la salute delle ossa e dei denti, oltre che per la funzione muscolare e nervosa.
- **Fonti:** Latte vegetale fortificato, tofu preparato con solfato di calcio, verdure a foglia verde (come cavolo riccio e bok choy), e mandorle.
- **Suggerimento:** Integra la dieta con alimenti ricchi di calcio o integratori se necessario, soprattutto per chi non consuma regolarmente prodotti fortificati.

Vitamina D

- **Importanza:** Supporta l'assorbimento del calcio e la salute delle ossa. La vitamina D è anche importante per il sistema immunitario.

- **Fonti:** Esposizione al sole, latte vegetale fortificato e funghi esposti alla luce UV.
- **Suggerimento:** Se l'esposizione al sole è limitata, considera un integratore di vitamina D.

Omega-3

- **Importanza:** Essenziali per la salute del cuore, del cervello e la funzione anti-infiammatoria.
- **Fonti:** Semi di lino, semi di chia, noci, e alghe.
- **Suggerimento:** Integra la dieta con un supplemento di olio di alghe se l'apporto di omega-3 da fonti vegetali è insufficiente.

Iodio

- **Importanza:** Cruciale per la funzione tiroidea, che regola il metabolismo.
- **Fonti:** Sale iodato e alghe marine.
- **Suggerimento:** Utilizza sale iodato in cucina e considera l'uso di alghe come parte della dieta.

Zinco

- **Importanza:** Essenziale per la funzione immunitaria e la sintesi delle proteine.
- **Fonti:** Legumi, noci, semi di zucca, e cereali integrali.
- **Suggerimento:** Assicurati di includere una varietà di alimenti ricchi di zinco nella tua dieta quotidiana.

Monitorare attentamente questi micronutrienti e garantire un adeguato apporto attraverso l'alimentazione o, se necessario, con integratori, è fondamentale per mantenere la salute e favorire il dimagrimento in modo sicuro ed efficace.

Capitolo 4: Pianificazione dei Pasti

Come Creare un Piano Alimentare Settimanale

La pianificazione dei pasti è un elemento chiave per seguire una dieta vegana per dimagrire in modo efficace e sostenibile. Un piano alimentare ben strutturato non solo aiuta a mantenere il controllo delle calorie, ma garantisce anche che tutti i nutrienti essenziali siano inclusi.

Passi per Creare un Piano Alimentare Settimanale

1. **Stabilisci i Tuoi Obiettivi Nutrizionali**
   - **Calorie:** Calcola il tuo fabbisogno calorico giornaliero in base a età, sesso, peso, altezza e livello di attività fisica. Questo ti aiuterà a determinare quante calorie dovresti consumare ogni giorno per raggiungere i tuoi obiettivi di dimagrimento.

Vediamo come fare un calcolo approssimativo del tuo fabbisogno calorico giornaliero:

Calcolo del Fabbisogno Calorico Giornaliero

Esistono diverse formule e calcolatori online che possono aiutarti a stimare il tuo fabbisogno calorico. Tuttavia, questi sono solo dei punti di partenza, poiché il metabolismo individuale può variare.

Fattori da considerare:

- **Età:** Il metabolismo rallenta con l'avanzare dell'età.
- **Sesso:** Gli uomini generalmente hanno un fabbisogno calorico più alto rispetto alle donne.
- **Peso:** Più sei pesante, più calorie brucerai a riposo.
- **Altezza:** Le persone più alte tendono a bruciare più calorie.
- **Livello di attività fisica:** Un'attività fisica regolare aumenta il fabbisogno calorico.

Formule di base (da utilizzare con cautela):

- **Per le donne:** (10 x peso in kg) + (6.25 x altezza in cm) - (5 x età) - 161
- **Per gli uomini:** (10 x peso in kg) + (6.25 x altezza in cm) - (5 x età) + 5

Esempio:

Una donna di 30 anni, alta 165 cm e pesata 60 kg, con un'attività fisica moderata (3-5 giorni a settimana), avrà un fabbisogno calorico di circa:

$(10 \times 60) + (6.25 \times 165) - (5 \times 30) - 161 = 1540$ calorie circa.

Importante:

- **Queste sono solo stime:** Il metabolismo è influenzato da numerosi altri fattori, come la composizione corporea, lo stress, le condizioni mediche e l'assunzione di farmaci.
- **Calcolatori online:** Utilizza calcolatori online per ottenere una stima più precisa. Ricorda però che sono solo strumenti e non sostituiscono il consiglio di un professionista.
- **Adattamento:** Il tuo fabbisogno calorico può variare nel tempo, in base alle tue attività e ai tuoi obiettivi.

Cosa fare dopo aver calcolato il tuo fabbisogno calorico:

- **Definisci i tuoi obiettivi:** Vuoi perdere peso, mantenerti o aumentare la massa muscolare?
- **Regola l'apporto calorico:** Se vuoi perdere peso, dovrai consumare meno calorie di quelle che bruci. Se vuoi aumentare la massa muscolare, dovrai consumarne di più.
- **Bilancia i macronutrienti:** Oltre alle calorie, è importante bilanciare l'assunzione di carboidrati, proteine e grassi.
- **Monitora la tua alimentazione:** Tieni un diario alimentare per qualche giorno per capire cosa mangi e in quali quantità.
- **Consulta un professionista:** Un nutrizionista può aiutarti a creare un piano alimentare personalizzato e a monitorare i tuoi progressi.

Ricorda:

- **La nutrizione è un percorso individuale:** Non esiste una dieta che vada bene per tutti.
- **L'alimentazione sana è un equilibrio:** Non ci sono cibi "buoni" o "cattivi", ma piuttosto un equilibrio tra tutti i gruppi alimentari.
- **L'attività fisica è fondamentale:** Combina una dieta equilibrata con un'attività fisica regolare per ottenere risultati ottimali.

Per approfondire:

- **Calcolatori online:** Ce ne sono molti disponibili gratuitamente su internet. Cerca "calcolatore fabbisogno calorico" e troverai diverse opzioni.
- **App per il controllo dell'alimentazione:** Queste app possono aiutarti a tenere traccia delle calorie, dei macronutrienti e dei tuoi progressi.
- **Libri e articoli sulla nutrizione:** Informati sulle basi della nutrizione e sui diversi approcci dietetici.

Avvertenza:

Questo articolo ha scopo puramente informativo e non sostituisce il parere di un professionista della salute. Se hai dubbi o problemi di salute, consulta il tuo medico o un nutrizionista.

Vuoi approfondire un argomento in particolare? È consigliata la consulenza del nutrizionista

- Macronutrienti: Decidi la ripartizione di proteine, carboidrati e grassi in base alle tue esigenze e preferenze. Un approccio bilanciato potrebbe essere composto da circa 45-55% di carboidrati, 20-30% di grassi e 15-25% di proteine.

2. Identifica i Pasti Principali e gli Spuntini
   - Colazione, Pranzo e Cena: Pianifica tre pasti principali che includano una buona varietà di alimenti per garantire un apporto nutrizionale completo.
   - Spuntini: Includi uno o due spuntini al giorno, se necessario, per mantenere i livelli di energia stabili e prevenire la fame eccessiva.
3. Seleziona le Ricette
   - Scegli ricette che siano semplici da preparare, gustose e che si adattino ai tuoi obiettivi nutrizionali. Assicurati che ogni ricetta includa una fonte di proteine, carboidrati complessi e grassi sani.
   - Varietà: Includi una gamma di alimenti diversi per ogni pasto, per evitare la monotonia e assicurarti di ottenere una vasta gamma di nutrienti.
4. Organizza la Spesa
   - Lista della Spesa: Crea una lista della spesa basata sugli ingredienti necessari per le ricette selezionate. Acquista ingredienti freschi e in stagione, che spesso sono più nutrienti e convenienti.

  ○ **Prep Time:** Se possibile, dedica un giorno alla settimana per la preparazione di alcuni piatti o ingredienti (come lavare e tagliare verdure, cuocere cereali o legumi) per semplificare la preparazione dei pasti durante la settimana.

5. **Adattabilità**
  ○ **Flessibilità:** Non essere troppo rigido. Lascia spazio per eventuali modifiche o pasti fuori programma. Questo ti aiuterà a mantenere il piano alimentare sostenibile nel lungo periodo.

Porzioni e Calorie: Come Calcolare le Giuste Quantità

Per dimagrire in modo efficace, è cruciale capire come gestire le porzioni e monitorare l'apporto calorico. Ecco come fare:

Calcolo delle Calorie

1. **Determinare il Fabbisogno Calorico:** Utilizza una formula come il Calcolo dell'Indice Metabolico Basale (BMR) combinato con il livello di attività fisica per stabilire quante calorie consumare al giorno per perdere peso. Solitamente, una riduzione di 500-1000 calorie al giorno rispetto al fabbisogno di mantenimento porta a una perdita di peso sicura di circa 0,5-1 kg a settimana.
2. **Distribuzione delle Calorie:** Suddividi le calorie totali giornaliere tra i pasti principali e gli spuntini. Ad esempio, per una dieta di 1500 calorie al giorno, potresti destinare 300 calorie per la colazione, 400 per il pranzo, 500 per la cena e 300 per gli spuntini.

Gestione delle Porzioni

1. **Utilizzo di Strumenti:** Bilance da cucina, tazze e cucchiai misuratori possono aiutare a determinare le giuste porzioni. Tuttavia, l'obiettivo è sviluppare la capacità di stimare le porzioni a occhio nel tempo.
2. **Linee Guida per le Porzioni:**
  ○ **Proteine:** Circa 20-30 grammi per pasto (una porzione potrebbe equivalere a 100-150 grammi di tofu, 1/2 tazza di legumi cotti o 2-3 cucchiai di semi).
  ○ **Carboidrati:** Circa 1/2 tazza di cereali cotti, 1 fetta di pane integrale o 1 tazza di verdure amidacee come patate dolci.
  ○ **Grassi:** 1-2 cucchiai di olio o burro di noci, 1/4 di avocado o una piccola manciata di noci.

3. Attenzione ai Cibi Densi di Calorie: Alimenti come noci, semi, avocado e oli, pur essendo salutari, sono ricchi di calorie. È importante consumarli con moderazione.
4. Controllo delle Porzioni Fuori Casa: Quando mangi fuori, cerca di attenerti alle porzioni adeguate dividendo il pasto in due, evitando di aggiungere troppi condimenti o salse ricche di calorie.

Esempi di Menu Giornalieri

Ecco tre esempi di menu giornalieri che rispettano i principi di una dieta vegana per dimagrire, bilanciando correttamente macronutrienti e calorie.

Menu Giornaliero 1 (circa 1500 calorie)

- Colazione: Smoothie verde con 1 banana, 1 tazza di spinaci, 1 cucchiaio di burro di mandorle, 1 tazza di latte di mandorla e 1 cucchiaio di semi di chia.
    - Calorie: 300 kcal
- Spuntino: 1 mela con 1 cucchiaio di burro di mandorle.
    - Calorie: 150 kcal
- Pranzo: Insalata di quinoa con ceci, pomodori, cetrioli, olive, e una vinaigrette di olio d'oliva e limone.
    - Calorie: 400 kcal
- Spuntino: Carote baby con hummus.
    - Calorie: 100 kcal
- Cena: Stir-fry di tofu con broccoli, peperoni, funghi, e salsa di soia, servito su riso integrale.
    - Calorie: 500 kcal

Menu Giornaliero 2 (circa 1600 calorie)

- Colazione: Porridge di avena con 1/2 banana, 1 cucchiaio di burro di arachidi, e una spolverata di cannella.
    - Calorie: 350 kcal
- Spuntino: 1 manciata di noci miste (circa 20 grammi).
    - Calorie: 150 kcal
- Pranzo: Zuppa di lenticchie rosse con carote e spinaci, accompagnata da una fetta di pane integrale.
    - Calorie: 400 kcal
- Spuntino: 1 pera con 1 cucchiaio di semi di girasole.
    - Calorie: 150 kcal

- Cena: Insalata di cavolo riccio con tofu alla griglia, avocado, semi di zucca, e salsa tahini.
  - Calorie: 550 kcal

Menu Giornaliero 3 (circa 1400 calorie)

- Colazione: Chia pudding preparato con latte di cocco, 1/2 tazza di mirtilli e una spolverata di noci pecan tritate.
  - Calorie: 300 kcal
- Spuntino: Smoothie proteico con latte di soia, 1/2 banana, 1 cucchiaio di proteine vegetali in polvere, e 1 cucchiaio di semi di lino.
  - Calorie: 200 kcal
- Pranzo: Wrap di tortilla integrale con hummus, falafel, pomodori, cetrioli e lattuga.
  - Calorie: 400 kcal
- Spuntino: 1 arancia.
  - Calorie: 80 kcal
- Cena: Curry di ceci con spinaci e latte di cocco leggero, servito con riso basmati integrale.
  - Calorie: 420 kcal

Questi esempi di menu sono pensati per fornire una guida pratica e semplice per la pianificazione dei pasti. Adattali in base alle tue esigenze caloriche e preferenze personali, assicurandoti di mantenere una dieta bilanciata e variegata.

Capitolo 5: Ricette e Idee per i Pasti

Un aspetto fondamentale per il successo di una dieta vegana per dimagrire è la varietà e la praticità delle ricette. Questo capitolo fornisce idee e ricette per colazioni, pranzi, cene, snack e spuntini che sono non solo nutrienti e salutari, ma anche facili da preparare e deliziosi.

Colazione: Ricette Sane e Nutrienti

La colazione è il pasto che dà il via alla giornata, e dovrebbe essere ricca di nutrienti per fornire energia e sazietà. Ecco alcune opzioni di colazioni vegane che sono sane, nutrienti e facili da preparare.

1. Smoothie Bowl con Frutta e Semi

Ingredienti:

- 1 banana congelata
- 1/2 tazza di frutti di bosco misti (mirtilli, fragole, lamponi)
- 1 tazza di spinaci freschi
- 1 tazza di latte di mandorla non zuccherato
- 1 cucchiaio di semi di chia
- 1 cucchiaio di burro di mandorle
- Granola senza zuccheri aggiunti e frutta fresca per guarnire

Preparazione:

- Frulla la banana, i frutti di bosco, gli spinaci e il latte di mandorla fino a ottenere una consistenza cremosa.
- Versa il frullato in una ciotola e guarnisci con granola, semi di chia, burro di mandorle e frutta fresca a piacere.

Benefici:

- Ricco di fibre, vitamine e antiossidanti. La presenza dei semi di chia e del burro di mandorle aggiunge proteine e grassi sani, rendendo questa colazione saziante e nutriente.

2. Porridge di Avena con Frutta e Noci

Ingredienti:

- 1/2 tazza di fiocchi d'avena
- 1 tazza di latte di soia o di mandorla
- 1/2 banana a fette
- 1 cucchiaio di noci tritate
- 1 cucchiaino di semi di lino macinati
- Cannella a piacere
- Frutta fresca (mirtilli, fragole) per guarnire

Preparazione:

- Cuoci i fiocchi d'avena nel latte vegetale a fuoco medio-basso fino a ottenere una consistenza cremosa.
- Aggiungi la banana a fette, le noci, i semi di lino e la cannella.
- Guarnisci con frutta fresca e servi caldo.

Benefici:

- Fornisce una buona dose di carboidrati complessi e fibre, perfetta per mantenere i livelli di energia stabili durante la mattinata.

3. Pancakes di Farina di Ceci

Ingredienti:

- 1/2 tazza di farina di ceci
- 1/2 tazza d'acqua
- 1 cucchiaio di olio d'oliva
- Sale e pepe a piacere
- 1 manciata di spinaci freschi tritati
- 1 cucchiaino di lievito alimentare (opzionale)

Preparazione:

- Mescola la farina di ceci con l'acqua, l'olio, il sale e il pepe fino a ottenere una pastella liscia.
- Aggiungi gli spinaci e il lievito alimentare.
- Cuoci i pancakes in una padella antiaderente fino a quando non sono dorati su entrambi i lati.
- Servi con avocado o pomodori a fette.

Benefici:

- Ricchi di proteine e fibre, questi pancakes sono un'ottima alternativa salata per una colazione sostanziosa.

Pranzo e Cena: Opzioni Veloci e Facili da Preparare

I pasti principali devono essere nutrienti e bilanciati, ma anche veloci e facili da preparare, specialmente per chi ha uno stile di vita frenetico.

1. Buddha Bowl di Quinoa

Ingredienti:

- 1 tazza di quinoa cotta
- 1/2 tazza di ceci cotti
- 1/2 avocado a fette
- 1 carota grattugiata
- 1/2 cetriolo a fette
- 1 manciata di spinaci freschi

- 1 cucchiaio di semi di sesamo
- Salsa tahini (1 cucchiaio di tahini, succo di 1/2 limone, acqua per diluire)

Preparazione:

- Disponi la quinoa cotta in una ciotola.
- Aggiungi i ceci, l'avocado, la carota, il cetriolo e gli spinaci.
- Condisci con la salsa tahini e cospargi con semi di sesamo.

Benefici:

- Questa bowl è ricca di proteine, fibre e grassi sani, e fornisce una combinazione di sapori freschi e soddisfacenti.

2. Stir-Fry di Tofu e Verdure

Ingredienti:

- 200g di tofu, tagliato a cubetti
- 1 peperone rosso a fette
- 1 zucchina a rondelle
- 1 carota a julienne
- 1/2 cipolla rossa a fette
- 2 cucchiai di salsa di soia a basso contenuto di sodio
- 1 cucchiaino di olio di sesamo
- 1 cucchiaio di semi di sesamo
- 1/2 tazza di riso integrale cotto

Preparazione:

- Salta il tofu in una padella antiaderente con olio di sesamo fino a quando è dorato.
- Aggiungi le verdure e cuoci per 5-7 minuti, fino a che non siano tenere ma ancora croccanti.
- Aggiungi la salsa di soia e mescola bene.
- Servi il tutto su una base di riso integrale e cospargi con semi di sesamo.

Benefici:

- Un pasto completo e bilanciato che fornisce proteine, carboidrati complessi e una grande varietà di micronutrienti.

3. Zuppa di Lenticchie e Spinaci

Ingredienti:

- 1 tazza di lenticchie rosse
- 1 cipolla tritata
- 2 carote a rondelle
- 2 gambi di sedano a fette
- 2 spicchi d'aglio tritati
- 1 lattina di pomodori pelati
- 4 tazze di brodo vegetale
- 2 manciate di spinaci freschi
- 1 cucchiaio di olio d'oliva
- Spezie a piacere (cumino, curcuma, pepe nero)

Preparazione:

- In una pentola, soffriggi cipolla, carote, sedano e aglio in olio d'oliva fino a quando sono morbidi.
- Aggiungi le lenticchie, i pomodori pelati e il brodo vegetale.
- Porta a ebollizione, quindi abbassa il fuoco e cuoci per 20-25 minuti, fino a che le lenticchie siano tenere.
- Aggiungi gli spinaci e cuoci per altri 5 minuti.
- Servi caldo con una spruzzata di limone.

Benefici:

- Una zuppa ricca di proteine vegetali e fibre, perfetta per riscaldarsi durante le giornate fredde, e facile da preparare in grandi quantità per i pasti settimanali.

Snack e Spuntini: Idee Light e Saziante

Gli snack e gli spuntini sono utili per mantenere i livelli di energia durante il giorno e per evitare di arrivare ai pasti principali con troppa fame. Ecco alcune idee che sono leggere ma saziante.

1. Hummus con Verdure Crude

Ingredienti:

- 1 tazza di ceci cotti
- 1 cucchiaio di tahini
- Succo di 1 limone

- 1 spicchio d'aglio
- 2 cucchiai di olio d'oliva
- Sale e pepe a piacere
- Verdure crude a scelta (carote, sedano, peperoni, cetrioli)

Preparazione:

- Frulla tutti gli ingredienti in un robot da cucina fino a ottenere una crema liscia.
- Servi con verdure crude per uno snack croccante e nutriente.

Benefici:

- L'hummus è ricco di proteine e grassi sani, mentre le verdure forniscono fibre e una varietà di vitamine.

2. Yogurt di Cocco con Frutta e Semi

Ingredienti:

- 1 vasetto di yogurt di cocco non zuccherato
- 1/2 tazza di frutti di bosco (mirtilli, lamponi)
- 1 cucchiaio di semi di chia
- 1 cucchiaino di miele o sciroppo d'acero (opzionale)

Ingredienti:

- 1 vasetto di yogurt di cocco non zuccherato
- 1/2 tazza di frutti di bosco (mirtilli, lamponi)
- 1 cucchiaio di semi di chia
- 1 cucchiaino di miele o sciroppo d'acero (opzionale)

Preparazione:

- Mescola lo yogurt con i frutti di bosco, i semi di chia e il miele, se desiderato.
- Lascia riposare per qualche minuto per far ammorbidire i semi di chia, poi gusta.

Benefici:

- Questo snack è leggero ma ricco di fibre, vitamine e grassi sani, ideale per mantenere il senso di sazietà.

3. Energy Balls con Avena e Datteri

Ingredienti:

- 1 tazza di avena
- 1/2 tazza di datteri snocciolati
- 1/4 tazza di burro di mandorle o arachidi
- 1 cucchiaio di semi di lino macinati
- 2 cucchiai di cacao in polvere
- 1 cucchiaino di estratto di vaniglia

Preparazione:

- Frulla tutti gli ingredienti in un robot da cucina fino a ottenere un impasto appiccicoso.
- Forma delle palline con l'impasto e mettile in frigo per solidificare.
- Conservale in un contenitore ermetico e gustale quando hai bisogno di una carica di energia.

Benefici:

- Queste energy balls sono un concentrato di energia grazie ai carboidrati dei datteri, alle fibre dell'avena e ai grassi sani del burro di mandorle.

Queste ricette offrono un mix di semplicità, gusto e nutrizione, rendendo più facile seguire una dieta vegana per dimagrire. La varietà di opzioni permette di adattare i pasti ai propri gusti e alle proprie esigenze nutrizionali, mantenendo sempre il focus sul benessere e sul raggiungimento degli obiettivi di perdita di peso.

Capitolo 6: Come Evitare le Carenze Nutrizionali

Una dieta vegana ben bilanciata può soddisfare tutti i bisogni nutrizionali, ma è essenziale prestare attenzione ad alcuni nutrienti che potrebbero risultare carenti se non si seguono le giuste accortezze. Questo capitolo esplora come evitare le carenze nutrizionali attraverso l'uso di integratori, il riconoscimento dei

segnali di carenze e i consigli per mantenere un equilibrio
nutrizionale ottimale.

Integratori Vegani: Quali Considerare e Quando

Sebbene molti nutrienti possano essere ottenuti attraverso una dieta
vegana varia e bilanciata, alcuni integratori possono essere utili, o
addirittura necessari, per evitare carenze a lungo termine. Ecco i
principali integratori da considerare.

1. Vitamina B12

- **Importanza**: La vitamina B12 è fondamentale per la formazione dei
  globuli rossi e la salute del sistema nervoso. È naturalmente
  presente solo in prodotti di origine animale, quindi i vegani
  devono necessariamente ottenere questa vitamina attraverso
  integratori o alimenti fortificati.
- **Quando Integrarla**: È consigliato assumere un integratore di
  vitamina B12 quotidianamente o settimanalmente, seguendo le
  dosi raccomandate (ad esempio, 2500 mcg una volta a settimana o
  250 mcg al giorno).
- **Alimenti Fortificati**: Alcuni alimenti vegani, come latte
  vegetale, cereali e lievito alimentare, sono spesso fortificati
  con vitamina B12, ma potrebbe non essere sufficiente per
  garantire l'apporto necessario.

2. Vitamina D

- **Importanza**: La vitamina D è essenziale per la salute delle ossa
  e del sistema immunitario. La principale fonte di vitamina D è
  l'esposizione al sole, ma la sua sintesi può essere
  insufficiente in alcune situazioni, come durante i mesi
  invernali o per chi vive in aree con poca luce solare.
- **Quando Integrarla**: Durante i mesi invernali o se si ha una
  limitata esposizione al sole, è consigliabile assumere un
  integratore di vitamina D2 (adatta ai vegani) o,
  preferibilmente, di vitamina D3 derivata da fonti vegetali.
- **Alimenti Fortificati**: Alcuni latte vegetali e cereali sono
  fortificati con vitamina D, ma potrebbe essere necessario
  integrare per soddisfare il fabbisogno.

3. Omega-3 (DHA e EPA)

- **Importanza**: Gli acidi grassi Omega-3, in particolare il DHA e
  l'EPA, sono cruciali per la salute del cervello, del cuore e
  degli occhi. Nella dieta vegana, i precursori di questi acidi

grassi (ALA) si trovano nei semi di lino, chia, e noci, ma la conversione in DHA ed EPA è spesso insufficiente.

- **Quando Integrarli:** Considera un integratore di Omega-3 derivato dalle alghe, che fornisce direttamente DHA ed EPA.
- **Fonti Alimentari:** Anche se i semi di lino e chia sono buone fonti di ALA, potrebbe non bastare, quindi è consigliabile integrare.

4. Ferro

- **Importanza:** Il ferro è essenziale per la formazione dei globuli rossi e per il trasporto dell'ossigeno nel corpo. Il ferro non-eme, presente negli alimenti vegetali, è meno facilmente assorbibile rispetto al ferro eme di origine animale.
- **Quando Integrarlo:** Le donne in età fertile, in particolare, potrebbero avere bisogno di un integratore, specialmente se mostrano sintomi di anemia o hanno livelli di ferro bassi. È importante consultare un medico prima di assumere un integratore di ferro.
- **Alimenti Ricchi di Ferro:** Lenticchie, spinaci, semi di zucca e cereali integrali sono buone fonti di ferro non-eme. Abbinare questi alimenti a una fonte di vitamina C (come agrumi o peperoni) aiuta ad aumentare l'assorbimento del ferro.

5. Calcio

- **Importanza:** Il calcio è fondamentale per la salute delle ossa e dei denti, oltre a svolgere un ruolo cruciale nella funzione muscolare e nervosa. Nella dieta vegana, il calcio può essere ottenuto da alcune verdure a foglia verde, semi di sesamo e alimenti fortificati.
- **Quando Integrarlo:** Se l'apporto dietetico è insufficiente o se si è a rischio di osteoporosi, potrebbe essere necessario un integratore di calcio.
- **Alimenti Ricchi di Calcio:** Tofu, broccoli, cavolo riccio, e latte vegetale fortificato sono buone fonti. Tuttavia, alcuni vegani potrebbero comunque avere bisogno di integratori.

6. Iodio

- **Importanza:** Lo iodio è necessario per la produzione degli ormoni tiroidei, che regolano il metabolismo. La principale fonte di iodio nella dieta è il sale iodato, ma chi consuma sale marino o integrale potrebbe avere un apporto insufficiente.

- **Quando Integrarlo**: Se non si utilizza sale iodato, è consigliabile assumere un integratore di iodio o consumare alghe (come nori o kombu) con moderazione.
- **Fonti di Iodio**: L'uso moderato di alghe marine può fornire iodio, ma è importante non eccedere per evitare problemi alla tiroide.

Segnali di Carenze: Come Riconoscerli e Cosa Fare

Riconoscere i segnali di carenze nutrizionali è essenziale per intervenire tempestivamente. Ecco alcuni segnali comuni e cosa fare se si manifestano:

1. Affaticamento e Debolezza

- **Possibili Cause**: Carenza di ferro, vitamina B12, o vitamina D.
- **Cosa Fare**: Se ti senti costantemente stanco o debole, consulta un medico per esami del sangue mirati. Potrebbe essere necessario un integratore specifico o una revisione della dieta per aumentare l'apporto di questi nutrienti.

2. Pelle Secca e Capelli Fragili

- **Possibili Cause**: Carenza di acidi grassi Omega-3, vitamina A, o zinco.
- **Cosa Fare**: Aumenta l'apporto di Omega-3 attraverso integratori di alghe, e assicurati di consumare abbastanza noci, semi e verdure colorate. Se necessario, considera l'integrazione con zinco (previa consulenza medica).

3. Problemi di Concentrazione e Memoria

- **Possibili Cause**: Carenza di vitamina B12, ferro, o Omega-3.
- **Cosa Fare**: Verifica i livelli di vitamina B12 e ferro con esami del sangue. Un integratore di DHA/EPA può aiutare a migliorare la funzione cerebrale.

4. Osteoporosi o Fratture Frequenti

- **Possibili Cause**: Carenza di calcio o vitamina D.
- **Cosa Fare**: Verifica i livelli di vitamina D e considera l'integrazione di calcio se non stai assumendo abbastanza dalla dieta. Consulta un medico per valutare la densità ossea e la necessità di integratori.

Consigli per Mantenere l'Equilibrio Nutrizionale

Mantenere un equilibrio nutrizionale ottimale è fondamentale per il benessere generale. Ecco alcuni consigli pratici:

1. Varietà nella Dieta

- **Mangia Colorato**: Includi una varietà di frutta e verdura di diversi colori nel tuo piano alimentare per assicurarti di assumere una vasta gamma di nutrienti.
- **Rotazione degli Alimenti**: Evita di consumare gli stessi cibi ogni giorno. La rotazione degli alimenti aiuta a prevenire carenze e intolleranze alimentari.

2. Pianificazione dei Pasti

- **Pianifica i Pasti**: Creare un piano settimanale dei pasti può aiutarti a includere tutte le categorie alimentari necessarie e a evitare carenze.
- **Bilancia i Macronutrienti**: Assicurati che ogni pasto contenga una fonte di proteine, grassi sani e carboidrati complessi.

3. Educazione Alimentare

- **Leggi le Etichette**: Impara a leggere le etichette degli alimenti per capire cosa stai mangiando e se ci sono fortificazioni nutrizionali.
- **Cerca Alimenti Fortificati**: Latte vegetale, cereali, e lievito alimentare sono spesso fortificati con nutrienti essenziali come B12, calcio e vitamina D.

4. Monitoraggio della Salute

- **Esami del Sangue**: Effettua regolarmente esami del sangue per monitorare i livelli di nutrienti essenziali e prevenire carenze.
- **Consulta un Nutrizionista**: Un professionista può aiutarti a personalizzare la tua dieta in base alle tue esigenze specifiche e a individuare eventuali lacune nutrizionali.

Capitolo 7: Strategia per Superare le Tentazioni e i Momenti di Crisi

Seguire una dieta vegana per dimagrire richiede non solo impegno, ma anche la capacità di affrontare le tentazioni e i momenti di crisi che possono presentarsi lungo il percorso. In questo capitolo, esploreremo strategie pratiche per gestire le voglie, mantenere alta la motivazione e trovare supporto nella comunità vegana.

Gestione delle Voglie e dei Cibi Non Vegani

È normale, soprattutto all'inizio di una dieta vegana, avere voglie per cibi che facevano parte delle proprie abitudini alimentari precedenti, molti dei quali potrebbero non essere vegani o non allineati con i tuoi obiettivi di dimagrimento. Ecco come affrontarle:

1. Sostituzioni Intelligenti

- **Ricerca Alternative Vegane:** Per ogni cibo non vegano a cui ti senti particolarmente legato, esiste quasi sempre un'alternativa vegana. Ad esempio, se hai voglia di formaggio, puoi optare per formaggi vegani a base di anacardi o cocco. Se desideri un hamburger, ci sono ottime opzioni a base di legumi o seitan.
- **Sperimenta in Cucina:** Spesso, la voglia può essere soddisfatta ricreando la versione vegana del piatto desiderato. Ad esempio, puoi fare una pizza vegana utilizzando ingredienti come tofu, verdure grigliate e formaggio vegano.

2. Strategie di Distrazione

- **Riconosci la Voglia:** La prima cosa da fare è riconoscere la voglia e non cercare di sopprimerla completamente. Spesso le voglie passano se non vi si presta troppa attenzione.
- **Distraiti:** Quando senti una voglia intensa, prova a fare qualcosa che ti distragga, come una passeggiata, ascoltare musica, o impegnarti in un hobby. Spesso le voglie sono solo temporanee e possono passare se ti distogli dal pensiero del cibo.

3. Equilibrio e Moderazione

- **Concediti Piccoli Piaceri:** Se una voglia persiste, puoi permetterti una piccola porzione di un alimento vegano che ti soddisfi senza compromettere i tuoi obiettivi. Questo può prevenire episodi di abbuffate in futuro.

- **Non Essere Troppo Duro con Te Stesso:** Se occasionalmente cedi a una tentazione, non sentirti in colpa. È importante ricordare che la perfezione non esiste e che un piccolo strappo alla regola non vanificherà tutto il lavoro fatto.

Come Mantenere la Motivazione nel Tempo

La motivazione può fluttuare, soprattutto nei periodi di stallo o quando non si vedono risultati immediati. Tuttavia, ci sono strategie per mantenere alta la motivazione:

1. Stabilisci Obiettivi Chiari e Realistici

- **Definisci i Tuoi Obiettivi:** Chiarisci a te stesso cosa vuoi ottenere con questa dieta, che si tratti di perdere peso, migliorare la tua salute o seguire un'etica vegana. Scrivi i tuoi obiettivi e tienili a portata di mano per rileggerli nei momenti di difficoltà.
- **Fissa Traguardi Intermedi:** Suddividi il tuo obiettivo principale in traguardi più piccoli e facilmente raggiungibili. Questo ti permetterà di vedere progressi costanti e mantenere alta la motivazione.

2. Tieni un Diario Alimentare e di Benessere

- **Monitora i Progressi:** Scrivere un diario alimentare ti permette di monitorare cosa mangi e come ti senti. Questo non solo ti aiuterà a rimanere sul percorso, ma ti permetterà anche di identificare eventuali problematiche e correggerle in tempo.
- **Celebra le Vittorie:** Ogni volta che raggiungi un traguardo, per quanto piccolo, celebra il successo. Questo può essere fatto con una ricompensa non alimentare, come un nuovo libro, una giornata alla spa o un'attività che ami.

3. Visualizzazione e Positività

- **Visualizza il Tuo Successo:** Immagina come ti sentirai e come sarà la tua vita una volta raggiunti i tuoi obiettivi. Questa pratica di visualizzazione può aiutarti a mantenere alta la motivazione, specialmente nei momenti più difficili.
- **Mantieni un Approccio Positivo:** Concentrati sugli aspetti positivi del tuo percorso, come l'energia ritrovata, la sensazione di benessere, e il contributo che stai dando

all'ambiente e agli animali. Un atteggiamento positivo può fare la differenza nei momenti di crisi.

Supporto e Comunità: Come Trovare Aiuto e Ispirazione

Avere un sistema di supporto è cruciale per il successo a lungo termine. La comunità vegana è vasta e offre molte risorse per trovare aiuto e ispirazione.

1. Unisciti a Gruppi e Forum Vegani

- **Partecipa a Gruppi Online:** Ci sono numerosi gruppi su social media e forum dedicati alla dieta vegana. Questi spazi offrono consigli, ricette, e supporto emotivo. Essere parte di una comunità può farti sentire meno solo nel tuo percorso e offrirti motivazione quando ne hai bisogno.
- **Partecipa a Eventi Locali:** Cerca eventi vegani nella tua città, come mercati, conferenze o cene. Partecipare a questi eventi ti permetterà di incontrare persone che condividono i tuoi stessi valori e obiettivi.

2. Trova un Partner di Responsabilità

- **Coinvolgi un Amico o un Familiare:** Se conosci qualcuno che sta seguendo una dieta simile, lavorate insieme per raggiungere i vostri obiettivi. Avere qualcuno con cui confrontarsi e condividere il viaggio può essere un ottimo stimolo per mantenere la motivazione.
- **Cerca un Coach o un Nutrizionista:** Se preferisci un supporto più professionale, considera l'idea di lavorare con un coach o un nutrizionista specializzato in diete vegane. Questo ti darà accesso a consigli personalizzati e a un sostegno continuo.

3. Ispira e Fatti Ispirare

- **Condividi il Tuo Percorso:** Condividere i tuoi progressi e le tue sfide sui social media o in un blog può non solo motivarti, ma anche ispirare altri a fare lo stesso. La condivisione crea un senso di responsabilità e ti connette a una comunità più ampia.
- **Segui Influencer e Blog Vegani:** Seguire influencer o blog vegani che pubblicano regolarmente contenuti motivazionali, ricette e consigli può fornirti l'ispirazione di cui hai bisogno nei momenti di crisi.

Capitolo 8: L'Importanza dell'Attività Fisica

L'attività fisica è una componente essenziale di uno stile di vita sano e può migliorare significativamente i risultati ottenuti con una dieta vegana per dimagrire. Questo capitolo esplorerà come l'esercizio fisico può ottimizzare il tuo percorso di dimagrimento, quali tipi di esercizi sono consigliati, e come creare un piano di allenamento personalizzato che si adatti alle tue esigenze.

Esercizi Consigliati per Chi Segue una Dieta Vegana

L'attività fisica è fondamentale non solo per bruciare calorie, ma anche per migliorare la salute generale e il benessere. Ecco alcuni tipi di esercizi che possono essere particolarmente utili per chi segue una dieta vegana.

1. Allenamento Cardiovascolare

- **Esempi:** Corsa, camminata veloce, ciclismo, nuoto, e allenamenti ad alta intensità (HIIT).
- **Benefici:** Questi esercizi aiutano a migliorare la capacità cardiovascolare, bruciare calorie e grassi, e aumentare l'energia. Il cardio è particolarmente utile per chi cerca di perdere peso e migliorare la resistenza.

2. Allenamento di Forza

- **Esempi:** Sollevamento pesi, esercizi con bande elastiche, bodyweight training (come push-up, squat, e affondi).
- **Benefici:** L'allenamento di forza aumenta la massa muscolare magra, accelera il metabolismo e migliora la densità ossea. È essenziale per costruire e mantenere la massa muscolare, specialmente durante una dieta di riduzione calorica.

3. Yoga e Pilates

- **Esempi:** Asana yoga, stretching, e Pilates.
- **Benefici:** Questi esercizi migliorano la flessibilità, l'equilibrio e la forza del core, riducono lo stress e favoriscono il recupero. Sono ideali per migliorare la postura, prevenire infortuni e supportare una buona forma fisica generale.

4. **Attività all'Aperto**

- **Esempi**: Escursionismo, kayak, e sport di squadra come il calcio
  o il tennis.
- **Benefici**: Le attività all'aperto offrono benefici fisici e
  mentali, inclusa la possibilità di godere della natura e
  ridurre lo stress. Possono essere un'ottima alternativa per
  variare la routine di allenamento e mantenere alta la
  motivazione.

Come Combinare Dieta e Allenamento per Risultati Ottimali

Per ottenere i migliori risultati dalla combinazione di dieta vegana
e attività fisica, è importante considerare come i due elementi
interagiscono.

1. **Adeguata Assunzione di Nutrienti**

- **Proteine**: Assicurati di assumere abbastanza proteine per
  supportare il recupero muscolare e la crescita. Fonti proteiche
  vegetali includono legumi, tofu, tempeh, seitan, e proteine in
  polvere vegane.
- **Carboidrati**: I carboidrati sono essenziali per fornire energia
  durante l'esercizio fisico. Opta per carboidrati complessi come
  cereali integrali, frutta e verdura per sostenere le sessioni
  di allenamento e il recupero.
- **Grassi Sani**: Include grassi sani, come quelli presenti in
  avocado, noci e semi, per sostenere la salute generale e
  fornire energia a lungo termine.

2. **Tempistica dei Pasti**

- **Prima dell'Allenamento**: Mangia uno spuntino che combina
  carboidrati e proteine circa 30-60 minuti prima
  dell'allenamento per garantire energia. Esempi includono una
  banana con burro di mandorle o uno yogurt vegetale con frutti
  di bosco.
- **Dopo l'Allenamento**: Consuma un pasto o uno spuntino ricco di
  proteine e carboidrati entro 30-60 minuti dal termine
  dell'allenamento per facilitare il recupero muscolare. Un
  frullato proteico vegano o una ciotola di quinoa con verdure
  sono ottime opzioni.

3. **Idratazione**

- **Importanza:** Mantenere un'adeguata idratazione è cruciale per ottimizzare le prestazioni e il recupero. Bevi acqua regolarmente durante il giorno e assicurati di reidratarti durante e dopo l'esercizio fisico.
- **Elettroliti:** Per allenamenti intensi e prolungati, considera l'assunzione di bevande che contengano elettroliti o alimenti ricchi di potassio e sodio, come banane e spinaci.

Piani di Allenamento Personalizzati

Un piano di allenamento personalizzato è fondamentale per raggiungere i tuoi obiettivi di dimagrimento e migliorare la tua forma fisica generale. Ecco come creare un piano adatto alle tue esigenze.

1. Valuta le Tue Esigenze e Obiettivi

- **Definisci Obiettivi:** Stabilire obiettivi chiari come perdere peso, migliorare la resistenza o aumentare la massa muscolare aiuterà a guidare la tua scelta di esercizi e intensità.
- **Considera il Livello di Fitness:** Scegli un piano di allenamento che si adatti al tuo attuale livello di fitness e aumenta gradualmente l'intensità per evitare infortuni.

2. Struttura il Piano di Allenamento

- **Allenamento Cardiovascolare:** Pianifica 3-4 sessioni di esercizio cardiovascolare alla settimana, variando tra intensità moderata e alta.
- **Allenamento di Forza:** Includi 2-3 sessioni di allenamento di forza, concentrandoti su gruppi muscolari diversi ad ogni sessione. Assicurati di dare ai muscoli il tempo di recuperare tra le sessioni.
- **Flessibilità e Recupero:** Dedica 1-2 giorni alla settimana a esercizi di stretching, yoga o Pilates per migliorare la flessibilità e facilitare il recupero.

3. Adatta e Modifica il Piano

- **Monitora i Progressi:** Tieni traccia dei tuoi progressi e modifica il piano in base ai risultati ottenuti e alle tue esigenze in evoluzione.
- **Ascolta il Tuo Corpo:** Fai attenzione ai segnali del tuo corpo e concediti tempo per il recupero se avverti stanchezza eccessiva o dolore. Un buon equilibrio tra esercizio e riposo è essenziale per evitare il sovrallenamento.

4. Risorse e Strumenti

- **App di Allenamento:** Utilizza app di fitness per seguire le tue sessioni, monitorare i progressi e mantenere la motivazione.
- **Consulenze Professionali:** Se hai bisogno di assistenza nella creazione di un piano su misura, considera di consultare un personal trainer certificato o un coach di fitness specializzato in dieta vegana.

L'integrazione dell'attività fisica con una dieta vegana per dimagrire è fondamentale per ottenere risultati ottimali e mantenere uno stato di benessere generale. Con una pianificazione adeguata e un approccio personalizzato, è possibile raggiungere i tuoi obiettivi di fitness e salute in modo efficace e sostenibile.

Capitolo 9: Monitorare i Progressi e Adattare la Dieta

Per raggiungere e mantenere i tuoi obiettivi di dimagrimento con una dieta vegana, è essenziale monitorare i progressi e apportare modifiche alla dieta quando necessario. Questo capitolo ti guiderà su come tracciare il peso e le misure, come fare aggiustamenti alla dieta e come gestire gli stalli nella perdita di peso.

Come Tracciare il Peso e le Misure

Monitorare i progressi è fondamentale per valutare l'efficacia della tua dieta e apportare modifiche se necessario. Ecco come farlo in modo efficace:

1. Tracciamento del Peso

- **Pesati Regolarmente:** Pesati alla stessa ora del giorno, idealmente al mattino, e con la stessa bilancia per garantire la coerenza. Pesati una volta alla settimana per evitare fluttuazioni giornaliere dovute a variabili come ritenzione idrica e consumo di cibo.
- **Registro dei Risultati:** Annota i tuoi pesi in un diario o utilizza un'app di monitoraggio del peso. Questo ti aiuterà a visualizzare i cambiamenti nel tempo e a riconoscere eventuali tendenze.

2. **Misure del Corpo**

- **Misura Regolarmente**: Usa un metro da sarta per misurare le circonferenze di vita, fianchi, cosce e braccia. Le misurazioni possono fornire un'indicazione più accurata dei cambiamenti nella composizione corporea rispetto al solo peso.
- **Crea un Diario delle Misure**: Registra le tue misure in un diario o in un'app di monitoraggio, e annota ogni misurazione mensilmente per vedere come cambiano nel tempo.

3. **Osservazione dei Progressi Non Solo in Peso**

- **Stato di Salute e Benessere**: Monitora anche altri segnali di progresso, come l'aumento di energia, il miglioramento della qualità del sonno e una maggiore resistenza fisica.
- **Riflesso e Percezione**: Valuta come ti senti nei tuoi vestiti e come appari nello specchio. A volte, le modifiche fisiche potrebbero non riflettersi immediatamente nella bilancia ma potrebbero essere visibili nel modo in cui il tuo corpo cambia.

Quando e Come Fare Aggiustamenti alla Dieta

Le modifiche alla dieta possono essere necessarie per continuare a progredire verso i tuoi obiettivi di dimagrimento. Ecco come e quando apportare aggiustamenti:

1. **Quando Fare Aggiustamenti**

- **Stallo nella Perdita di Peso**: Se noti che il tuo peso si è stabilizzato per diverse settimane senza cambiamenti, potrebbe essere il momento di rivedere la tua dieta e il piano di allenamento.
- **Cambiamenti nei Bisogni Nutrizionali**: Man mano che progredisci, le tue esigenze caloriche e nutrizionali potrebbero cambiare. Ad esempio, se hai aumentato l'attività fisica, potresti aver bisogno di più calorie o macronutrienti.
- **Obiettivi Raggiunti**: Una volta raggiunto un obiettivo parziale, potresti voler impostare nuovi obiettivi e adattare la dieta di conseguenza.

2. **Come Fare Aggiustamenti**

- **Rivedi le Calorie**: Se hai raggiunto un plateau, potrebbe essere necessario rivedere il tuo apporto calorico. Assicurati che le calorie consumate siano inferiori a quelle bruciate, ma evita

di ridurre troppo le calorie, poiché potrebbe rallentare il
metabolismo.

- **Modifica i Macronutrienti:** Cambia il rapporto di proteine,
  carboidrati e grassi se necessario. Ad esempio, puoi aumentare
  l'apporto di proteine per migliorare il recupero muscolare o
  modificare i carboidrati per migliorare l'energia durante
  l'allenamento.
- **Varietà e Qualità degli Alimenti:** Introduci nuovi alimenti e
  ricette nella tua dieta per evitare la noia e assicurarti di
  ottenere una varietà di nutrienti. Concentrati su alimenti
  freschi e integrali per migliorare la qualità della tua dieta.

3. Consulta un Professionista

- **Nutrizionista o Dietologo:** Se hai difficoltà a fare
  aggiustamenti o se non sei sicuro di quali modifiche apportare,
  considera di consultare un nutrizionista o un dietologo. Un
  professionista può fornirti consigli personalizzati e aiutarti
  a ottimizzare il tuo piano alimentare.

Gestire gli Stalli nella Perdita di Peso

Gli stalli nella perdita di peso possono essere frustranti, ma sono
una parte normale del processo. Ecco come affrontarli e superarli:

1. Analizza la Tua Dieta e Attività

- **Revisione Completa:** Controlla attentamente ciò che mangi e le
  tue abitudini di allenamento. Potrebbe esserci un'incongruenza
  che necessita di correzione, come un aumento non previsto delle
  calorie o una diminuzione dell'attività fisica.
- **Verifica le Porzioni:** Anche piccole variazioni nelle dimensioni
  delle porzioni possono influire sui risultati. Assicurati che
  le porzioni siano adeguate e che non ci siano eccessi calorici
  nascosti.

2. Aumenta l'Intensità o la Varietà dell'Allenamento

- **Intensità dell'Allenamento:** Aumenta l'intensità degli
  allenamenti aggiungendo pesi più elevati, incrementando il
  numero di ripetizioni o provando nuovi esercizi. Questo può
  stimolare il metabolismo e superare il plateau.
- **Varietà:** Cambia la tua routine di allenamento per prevenire
  l'adattamento del corpo. Nuovi esercizi o attività possono
  offrire nuovi stimoli e migliorare i risultati.

3. **Controlla il Riposo e il Recupero**

- **Qualità del Sonno**: Assicurati di dormire a sufficienza. La mancanza di sonno può influenzare negativamente la perdita di peso e la salute generale.
- **Recupero Muscolare**: Dai ai muscoli il tempo necessario per recuperare tra le sessioni di allenamento. Il sovrallenamento può rallentare i progressi e causare stalli.

4. **Mantieni una Mentalità Positiva**

- **Sii Paziente**: I progressi possono rallentare temporaneamente, ma ciò non significa che il tuo sforzo non stia funzionando. Continua a seguire il piano e i risultati arriveranno.
- **Focalizzati sui Successi**: Concentrati sui progressi che hai già fatto, anche se piccoli. Questo può aiutarti a mantenere alta la motivazione e a continuare a lavorare verso i tuoi obiettivi.

5. **Considera Altri Fattori**

- **Stress e Fattori Emotivi**: Lo stress e le emozioni possono influire sulla perdita di peso. Cerca tecniche di gestione dello stress, come la meditazione o la mindfulness, per migliorare il tuo benessere complessivo.

Monitorare i progressi e adattare la dieta è cruciale per il successo nella perdita di peso e per mantenere uno stile di vita sano. Utilizzando le strategie e i consigli di questo capitolo, sarai in grado di affrontare gli stalli, apportare le necessarie modifiche e continuare a progredire verso i tuoi obiettivi di benessere con una dieta vegana.

PS: Il supporto ideale è con uno Psicologo un Nutrizionista e con lo sport che più ti piace!

Capitolo 10: Mantenere i Risultati a Lungo Termine

Raggiungere i tuoi obiettivi di dimagrimento con una dieta vegana è solo una parte del percorso. Mantenere i risultati e trasformare la dieta in uno stile di vita sostenibile richiede impegno continuo e una strategia a lungo termine. Questo capitolo esplorerà come fare della dieta vegana uno stile di vita, prevenire il recupero del peso e evolvere il piano alimentare nel tempo.

Trasformare la Dieta Vegana in uno Stile di Vita

Adottare una dieta vegana non dovrebbe essere visto come una soluzione temporanea, ma come una scelta di vita a lungo termine. Ecco come trasformarla in uno stile di vita sostenibile:

1. Integrazione nelle Routine Quotidiane

- **Pianificazione e Preparazione dei Pasti:** Mantieni la pianificazione dei pasti come una routine settimanale. Prepara e congela i pasti in anticipo per evitare di ricorrere a opzioni meno salutari quando hai poco tempo.
- **Adotta Abitudini Sostenibili:** Fai della preparazione dei pasti e dell'acquisto di ingredienti freschi una parte integrante della tua vita quotidiana. Considera di utilizzare servizi di consegna di prodotti vegani o di unirti a gruppi di acquisto collettivo per facilitare il processo.

2. Educazione Continua e Adattamento

- **Informati Costantemente:** Rimani aggiornato su nuovi studi, ricette e tendenze nel mondo vegano. La conoscenza continua ti aiuterà a mantenere alta la motivazione e a scoprire nuovi modi per arricchire la tua dieta.
- **Adatta il Tuo Stile di Vita:** Man mano che il tuo stile di vita cambia (ad esempio, se hai nuove responsabilità lavorative o familiari), adatta il tuo piano alimentare per mantenere la sostenibilità.

3. Integrazione Sociale

- **Coinvolgi la Famiglia e gli Amici:** Condividi la tua passione per la dieta vegana con familiari e amici. Organizza cene e eventi sociali che mostrino quanto può essere gustosa e soddisfacente la cucina vegana.
- **Trova Comunità di Supporto:** Unisciti a gruppi, forum o eventi vegani per trovare supporto e ispirazione. Essere parte di una

comunità ti aiuterà a rimanere motivato e a trovare risorse preziose.

Consigli per Prevenire il Recupero del Peso

Prevenire il recupero del peso richiede un approccio equilibrato e una mentalità proattiva. Ecco come farlo:

1. Mantieni Abitudini Alimentari Sostenibili

- **Esercita Moderazione e Consapevolezza**: Non riprendere abitudini alimentari poco salutari. Continua a praticare la moderazione e l'ascolto dei segnali di fame e sazietà del tuo corpo.
- **Adotta una Dieta Variata**: Include una vasta gamma di alimenti nella tua dieta per garantire un apporto equilibrato di nutrienti e prevenire la noia alimentare.

2. Continua l'Attività Fisica

- **Allenamenti Regolari**: Mantieni una routine di esercizio fisico regolare per sostenere la tua salute e il peso corporeo. Varietà e costanza sono la chiave per evitare il recupero del peso.
- **Integra Attività Fisica nella Vita Quotidiana**: Cerca opportunità per muoverti durante il giorno, come camminare o andare in bicicletta per spostamenti brevi.

3. Monitora i Progressi

- **Tracciamento Periodico**: Continua a monitorare il peso e le misure del corpo anche dopo aver raggiunto i tuoi obiettivi. Questo ti aiuterà a rilevare tempestivamente eventuali cambiamenti e ad affrontarli prima che diventino un problema.
- **Valuta il Benessere Complessivo**: Oltre al peso, considera altri indicatori di salute, come i livelli di energia, la qualità del sonno e il benessere mentale.

4. Gestione dello Stress

- **Tecniche di Rilassamento**: Pratica tecniche di gestione dello stress come la meditazione, la respirazione profonda o lo yoga. Lo stress può influire negativamente sul controllo del peso e sulla salute generale.
- **Equilibrio Vita-Lavoro**: Mantieni un equilibrio tra lavoro, attività fisica e tempo libero per ridurre il rischio di stress e burnout.

Come Evolvere il Proprio Piano Alimentare nel Tempo

Il tuo piano alimentare dovrebbe evolversi con te e le tue esigenze. Ecco come farlo in modo efficace:

1. Rivedi Periodicamente i Tuoi Obiettivi

- **Aggiorna gli Obiettivi:** Man mano che raggiungi i tuoi obiettivi iniziali, fissa nuovi obiettivi per mantenere la motivazione e continuare a progredire. Questi possono riguardare aspetti come il miglioramento della forza, l'adozione di nuove abitudini salutari o l'esplorazione di nuove ricette.

2. Adatta la Dieta alle Nuove Esigenze

- **Varia le Tuo Dieta:** Introduci nuovi alimenti e ricette per evitare la monotonia e soddisfare le tue esigenze nutrizionali in cambiamento. Ad esempio, se aumenti l'attività fisica, potresti aver bisogno di più proteine o carboidrati.
- **Rispondi ai Cambiamenti di Vita:** Se la tua situazione di vita cambia, come un nuovo lavoro, cambiamenti nella routine familiare o nella salute, adatta il tuo piano alimentare per riflettere queste modifiche.

3. Consultazione con Professionisti

- **Lavoro con Esperti:** Considera di lavorare con un nutrizionista o un dietologo per adattare il piano alimentare alle tue nuove esigenze o obiettivi. Questo può aiutarti a ottenere consigli personalizzati e basati su evidenze scientifiche.
- **Partecipazione a Workshop e Corsi:** Partecipa a corsi o workshop su nutrizione e cucina vegana per aggiornarti sulle ultime informazioni e tecniche.

4. Fai della Salute e del Benessere una Priorità

- **Stabilire Routine di Cura di Sé:** Dedica tempo alla cura di te stesso attraverso pratiche come il sonno di qualità, il relax e il tempo per hobby. Una vita equilibrata e soddisfacente contribuisce a mantenere i risultati raggiunti.

Mantenere i risultati a lungo termine con una dieta vegana richiede dedizione e strategia. Trasformando la dieta in uno stile di vita, prevenendo il recupero del peso e adattando il piano alimentare alle tue esigenze in evoluzione, sarai in grado di sostenere i tuoi successi e vivere una vita sana e appagante.

Conclusione

Nel completare questo manuale sulla dieta vegana per dimagrire, è importante riflettere sul viaggio che hai intrapreso e sulle risorse a tua disposizione per continuare a progredire verso i tuoi obiettivi di salute e benessere. In questa sezione finale, troverai riflessioni chiave, risorse aggiuntive e risposte alle domande frequenti che potrebbero sorgere.

Riflessioni Finali

Adottare una dieta vegana per dimagrire non è solo una questione di cambiamento alimentare, ma di trasformazione dello stile di vita. Hai appreso le basi della dieta vegana, come pianificare e bilanciare i pasti, integrare l'attività fisica e mantenere i risultati a lungo termine. Ogni fase di questo percorso richiede impegno e pazienza, ma i benefici per la salute e il benessere sono notevoli.

Ricorda che ogni persona è unica e ciò che funziona per uno potrebbe non funzionare per un altro. Sii flessibile e disposto a fare aggiustamenti basati sulle tue esperienze personali e sui tuoi obiettivi. La chiave del successo è la perseveranza e la volontà di apprendere e adattarsi.

Adottare un approccio equilibrato, sia nella dieta che nell'attività fisica, e mantenere una mentalità positiva sono fondamentali per raggiungere e mantenere il tuo peso ideale e vivere una vita sana e soddisfacente.

Risorse Aggiuntive e Letture Consigliate

Per approfondire ulteriormente la tua conoscenza sulla dieta vegana e sul dimagrimento, ecco alcune risorse e letture consigliate:

1. Libri

- **"How Not to Die: Discover the Foods Scientifically Proven to Prevent and Reverse Disease"** di Michael Greger, M.D. e Gene Stone: Un libro che esplora l'impatto della dieta vegana sulla salute e offre consigli basati su evidenze scientifiche.

* **"The China Study: The Most Comprehensive Study of Nutrition Ever Conducted and the Startling Implications for Diet, Weight Loss, and Long-term Health"** di T. Colin Campbell e Thomas M. Campbell: Un'analisi dettagliata delle relazioni tra dieta e salute, con un focus su una dieta a base vegetale.

2. Siti Web e Blog

* **NutritionFacts.org:** Fondato da Michael Greger, offre una vasta gamma di video e articoli su nutrizione e salute basati su evidenze scientifiche.
* **Forks Over Knives:** Un sito web che include ricette vegane, articoli e risorse per uno stile di vita a base vegetale.
* **Minimalist Baker:** Offre ricette vegane semplici e deliziose, con un focus sulla facilità di preparazione e sulla qualità degli ingredienti.

3. Applicazioni e Strumenti

* **MyFitnessPal:** Un'app utile per monitorare l'assunzione di calorie e nutrienti, che può aiutarti a rimanere in carreggiata con i tuoi obiettivi di dimagrimento.
* **HappyCow:** Una risorsa utile per trovare ristoranti vegani e opzioni vegane nella tua area.

4. Comunità e Gruppi

* **Forum e Gruppi di Supporto Online:** Partecipa a forum e gruppi sui social media dedicati alla dieta vegana per trovare supporto, ricette e ispirazione.
* **Meetup e Eventi Locali:** Cerca eventi e gruppi locali dedicati alla cucina vegana e al benessere per connetterti con persone con interessi simili e per condividere esperienze.

Domande Frequenti

Ecco alcune delle domande più comuni che potrebbero sorgere durante il tuo percorso con la dieta vegana e le risposte ai tuoi dubbi.

1. Posso ottenere abbastanza proteine con una dieta vegana?

Sì, è possibile ottenere tutte le proteine necessarie da una dieta vegana. Fonti eccellenti di proteine vegetali includono legumi (lenticchie, fagioli, ceci), tofu, tempeh, seitan e proteine in polvere vegane. Assicurati di includere una varietà di queste fonti nella tua dieta per garantire un apporto proteico adeguato.

2. Come posso gestire le voglie di cibi non vegani?

Le voglie di cibi non vegani possono essere gestite con sostituti
vegani che soddisfano i tuoi desideri. Ad esempio, puoi usare latte
vegetale al posto del latte di mucca o preparare burger vegetali al
posto di hamburger di carne. Inoltre, concentrati su alimenti vegani
ricchi e gustosi che possano soddisfare i tuoi desideri e distrarti
dalle voglie.

3. Quali integratori dovrei considerare con una dieta vegana?

Gli integratori comuni per i vegani includono vitamina B12, vitamina
D, omega-3 (da alghe), ferro e calcio. È una buona idea discutere con
un medico o un nutrizionista per determinare se hai bisogno di
integratori specifici basati sulla tua dieta e sulle tue esigenze
individuali.

4. Quanto spesso dovrei fare esercizio fisico per ottenere risultati?

Per ottenere risultati ottimali, è consigliabile fare esercizio
fisico moderato per almeno 150 minuti alla settimana o attività ad
alta intensità per 75 minuti alla settimana, combinato con esercizi
di forza per due giorni alla settimana. Tuttavia, è importante
adattare l'intensità e la frequenza dell'allenamento alle tue
capacità e ai tuoi obiettivi.

5. Come posso mantenere la motivazione a lungo termine?

Mantenere la motivazione richiede stabilire obiettivi chiari e
realistici, monitorare i progressi e celebrare i successi. Trova
attività che ti piacciono, coinvolgi amici e familiari e cerca
ispirazione attraverso letture, gruppi di supporto e comunità
online.Concludere questo manuale con queste informazioni ti fornisce
una base solida per continuare il tuo percorso verso il dimagrimento
e il benessere con una dieta vegana. Utilizza le risorse fornite e le
risposte alle domande frequenti per guidarti e supportarti nel
mantenere uno stile di vita sano e sostenibile. Buona fortuna e buona
salute!